AF319162

TRAITEMENT

DES

COLIQUES HÉPATIQUES

A CONTREXÉVILLE

PAR

LE Dr DEBOUT D'ESTRÉES

Médecin inspecteur des Eaux de Contrexéville,
Lauréat de l'Académie de médecine,
Membre de la Société d'Hydrologie médicale de Paris,
De la Société de médecine pratique, etc.
Chevalier de la Légion d'honneur.

La colique hépatique, diagnostic et traitement. — Thérapeutique de la lithiase biliaire, — Carlsbad, Vichy, Contrexéville.

PARIS

V. A. DELAHAYE ET C⁰, LIBRAIRES-ÉDITEURS,
PLACE DE L'ÉCOLE-DE-MÉDECINE.

—

1878

TRAITEMENT

DES COLIQUES HÉPATIQUES

A CONTREXÉVILLE

TRAITEMENT

DES

COLIQUES HÉPATIQUES

A CONTREXÉVILLE

PAR

LE Dr DEBOUT D'ESTREES

Médecin inspecteur des Eaux de Contrexéville,
Lauréat de l'Académie de médecine,
Membre de la Société d'Hydrologie médicale de Paris,
De la Société de médecine pratique, etc.
Chevalier de la Légion d'honneur.

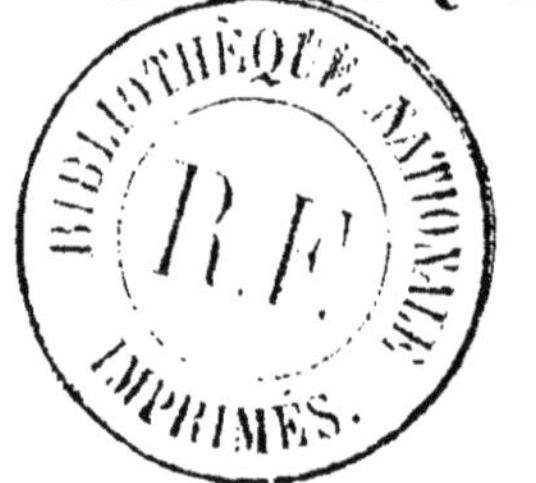

> La colique hépatique, diagnostic
> et traitement. — Thérapeutique
> de la lithiase biliaire, — Carls-
> bad, Vichy, Contrexéville.

PARIS

V. A. DELAHAYE ET Cᵉ, LIBRAIRES-ÉDITEURS,
PLACE DE L'ÉCOLE-DE-MÉDECINE.

—

1878

TRAITEMENT

DES COLIQUES HÉPATIQUES A CONTREXÉVILLE

Les effets remarquables, obtenus à Contrexéville dans la *lithiase biliaire* et dans certaines affections chroniques du foie, sont moins connus que ceux que produit cette eau minérale dans la *goutte*, la *gravelle* et le *catarrhe vésical*. Il y a lieu, néanmoins, de porter à la connaissance des praticiens les résultats qu'ils peuvent attendre de cette station qui, dans nombre de cas, peut remplacer Carlsbad et même Vichy, et qui devra leur être préférée chez les malades anémiés, chez les femmes surtout, comme nous l'a prouvé l'expérience de ces dernières années.

La *pathogénie* de la lithiase biliaire n'est plus à faire, et il n'entre pas dans le cadre de ce travail de nous étendre sur la *nature* des calculs biliaires. Tout médecin sait, en effet, que ces calculs résultent d'une décomposition de la bile, laissant précipiter les substances qui devraient y être dissoutes; que les concrétions biliaires sont formées principalement de cholestérine, de cholépyrrhine, jointes à des matériaux calcaires, dont l'origine est difficile à établir.

Frerichs et Meckel, en outre, font jouer un grand

rôle, dans la formation des calculs, au *catarrhe* de la vésicule, et au changement de réaction de la bile qui en est la conséquence (1).

Parmi les causes qui amènent la production des corps étrangers dans les voies biliaires, le *sexe* tient la première place. Les femmes, qui forment les deux tiers du contingent des malades affectés de coliques hépatiques, occupent, dans la statistique des malades soignés depuis dix ans à Contrexéville, une place plus importante encore, puisqu'elles y figurent dans la proportion de 83 pour 100. Cela tient surtout à ce que notre station est plus nettement indiquée chez les malades anémiés, et qu'en matière d'anémie, les femmes occupent de beaucoup le premier rang.

L'usage et surtout l'abus du corset jouent également un rôle important dans la production des maladies du foie chez la femme.

L'*âge* moyen des graveleux qui fréquentent Contrexéville est de 50 ans environ, celui des malades affectés de lithiase biliaire n'est que de 30 à 35 ans.

Si parmi les causes prédisposant aux calculs biliaires, il en est une que l'on ne saurait mettre en doute, lorsqu'on a vu beaucoup de femmes atteintes de cette affection, c'est certainement la *grossesse*. L'opinion émise par M. Durand-Fardel, à cet égard, est pleinement confirmée par la clinique de Contrexéville. La colique hépatique se montre un trop grand nombre de fois pendant ou peu après la grossesse, pour qu'on ne soit pas en droit d'invoquer la formation des calculs par une stase biliaire de cause purement mécanique.

Les autres causes qui produisent la lithiase biliaire

(1) Voir la note du Dr Duménil, dans le Traité des maladies du foie, de Frerichs, 3e édit., p. 834, Paris, Baillière, 1877.

sont : la *vie sédentaire, l'éloignement des repas, l'abus des spiritueux*. On voit que ces mêmes causes ont été invoquées comme produisant, dans certains cas, **la** gravelle urique et même la goutte. Aussi n'est-il pas rare de voir à Contrexéville des malades sujets en même temps aux coliques néphrétiques et hépatiques, et plus rarement à la goutte.

Je n'ai jamais rencontré, chez l'homme ni chez la femme, de coliques hépatiques coïncidant avec de la gravelle phosphatique.

LA COLIQUE HÉPATIQUE.

Douleur plus ou moins aiguë, souvent atroce, débutant le plus ordinairement par le creux de l'estomac, s'irradiant toujours à droite, surtout dans l'omoplate, s'accompagnant de nausées, de vomissements, et suivie ordinairement de teinte ictérique plus ou moins prononcée, tels sont les caractères les plus saillants de la colique hépatique. Comme phénomènes accessoires, on a signalé (Frerichs, Charcot) un frisson intense avec élévation de température ; ce symptôme n'est pas constant. Il en est de même de l'ictère qui, du reste, n'apparaît que vers la fin de la crise.

Les assertions des auteurs, relativement aux caractères que présente le pouls dans la colique hépatique, sont très-variables. Wolf attache une très-grande importance au ralentissement du pouls comme élément de diagnostic, Dufresne le donne comme petit et fréquent, Budd comme petit et lent ; pour Frerichs, il est le plus souvent faible, et conserve sa fréquence normale. C'est ce que nous avons le plus souvent constaté.

La position du malade est souvent caractéristique ;

à moins de crise suraiguë, il est assis sur son lit, le tronc fléchi, rapproché des cuisses, la tête s'appuie sur les genoux. La miction est facile. L'urine, souvent décolorée au début de la crise, prend, au bout de peu d'heures, une teinte ictérique.

De la cessation d'une crise, il n'y a pas lieu de conclure au passage du calcul dans l'intestin ; celui-ci peut avoir rétrogradé dans la vésicule, et donner lieu, à plus ou moins bref délai, à une nouvelle colique hépatique. Nous avons souvent constaté une *série* de crises, séparées par douze et même vingt-quatre heures de répit, qui n'avaient qu'un seul et même calcul ou amas de calculs pour cause occasionnelle. La recherche du corps du délit est d'ailleurs si difficile pour les malades, qu'on ne saurait affirmer si oui ou non il y a eu issue de calcul biliaire ; elle l'est surtout, parce qu'elle doit être prolongée pendant un certain temps. M. le Dr Wolf, qui a eu la patience de faire examiner pendant six, douze et même dix-huit mois, les selles de quarante-cinq malades, atteints de coliques hépatiques, a constamment trouvé des calculs. Pour notre part, nous n'admettons pas de colique hépatique sans calcul, comme avait cherché à l'établir M. Beau, le regretté médecin de l'hôpital de la Charité.

L'*intensité* des coliques hépatiques est des plus variables : elle peut aller, dans des cas fort rares heureusement, jusqu'à occasionner la mort. La plus grave, à laquelle il nous ait été donné d'assister à Contrexéville, eut lieu chez un parent du Dr Bourdon. Nous la rapporterons plus loin, en parlant du traitement de cette douloureuse affection ; l'état du malade est aujourd'hui très-satisfaisant. (Voir obs. III.)

La *fréquence* des crises varie également beaucoup,

elle peut arriver à compromettre la vie du malade. En voici deux exemples, observés à Contrexéville :

Obs. I. — Coliques hépatiques nombreuses. Etat anémique grave. — Carlsbad et Contrexéville.

Madame X..., femme d'un de nos plus distingués confrères de Bruxelles, était, depuis plusieurs années, sujette à des coliques hépatiques violentes. Elle se rendit, en 1875, à Carlsbad pour obtenir un soulagement à ses souffrances ; la cure, difficilement supportée, laissa la malade dans un état de faiblesse profonde. Après une rémission momentanée, les crises reparurent avec une fréquence exceptionnelle, et se reproduisaient, en dernier lieu, au moins chaque semaine ; l'état de la malade fut tel que son mari crut que l'affection du foie était accompagnée d'un cancer de cet organe ou de l'estomac.. opinion combattue, d'ailleurs, par MM. Crocq, de Roubaix, Van Volxem et Rommelaere, de Bruxelles. N'osant retourner à Carlsbad, vu la faiblesse de la malade, notre confrère l'amena, en août 1876, à Contrexéville dans un état tel, qu'il ne conservait plus d'espoir de la sauver.

Cette dame, autrefois d'une santé florissante et d'un embonpoint remarquable, présentait un aspect véritablement cachectique. Suivant l'expression de son mari, ses os traversaient sa peau, le facies profondément altéré rappelait celui d'un carcinomateux arrivé à la fin de sa maladie, l'appétit nul, et l'ingestion d'aliments impossible sans vomissements.

Un traitement, consistant exclusivement en boisson d'eau de la source du Pavillon, obtint des résultats surprenants ; la malade put d'abord manger et digérer de faibles quantités d'aliments, et, au bout de vingt-cinq jours, faire honneur au repas commun d'une table d'hôte; les selles suivirent régulièrement, chaque matin, l'ingestion de l'eau, et au départ, la malade marchait une heure de suite sans se reposer.

Lors de son retour à Bruxelles, l'état de Mme X... alla toujours en s'améliorant. L'appétit était régulier, les digestions faciles, les forces augmentaient chaque jour, et permettaient bientôt de longues courses à pied sans fatigue.

Il ne survint pas de nouvelle crise jusqu'au 21 mai, c'est-à-dire pendant huit mois entiers, et lors du retour de la malade, en juillet 1877, nous eûmes la satisfaction de constater un état général excellent, l'embonpoint revenu ainsi que les forces. Depuis la dernière crise, l'usage des pilules de podophyle était devenu nécessaire pour assurer la régularité des garde-robes.

Cette nouvelle cure se passa sans incident, les fonctions intestinales se rétablirent, et quant à l'appétit, il était tel que nous dûmes maintes fois faire à ce sujet de observations à Mme X..., dont la santé est restée excellente depuis lors.

Jamais, depuis dix ans que nous exerçons à Contrexéville, il ne nous a été donné d'assister à une pareille résurrection, si ce n'est peut-être dans le cas suivant :

Obs. II. — Nombreuses coliques hépatiques. Etat général grave Guérison à Contrexéville.

Mme Y..., de Moret, Haute-Saône, femme de 45 ans, est depuis six ans sujette à des coliques hépatiques; dont la fréquence est devenue telle qu'il est impossible à la malade de les chiffrer ; en dernier lieu, les crises revenaient deux fois au moins par semaine. Quant à leur intensité, peu avant son arrivée à Contrexéville, on avait, à la suite d'une crise violente, abandonné la malade pour morte.

Autrefois d'un embonpoint plus qu'ordinaire, Mme Y... en était arrivée à la maigreur étique ; le teint est constamment bronzé par l'intensité de l'ictère, l'ingestion d'aliments impossible, le foie volumineux, la constipation opiniâtre, tel est l'état dans lequel cette malade fut, en 1871, apportée à Contrexéville.

L'ingestion de l'eau minérale amena rapidement le rétablissement des fonctions digestives, plusieurs selles liquides quotidiennes, de l'appétit, et le retour progressif des forces. Deux crises de médiocre intensité survinrent pendant l'année 1872, et, après une seconde cure à la source du Pavillon, Mme Y... recouvra sa santé première, ainsi que son embonpoint. Il n'est pas, depuis six ans, survenu de nouvelle colique hépatique, et la malade jouit aujourd'hui d'une santé excellente.

DIAGNOSTIC.

Le diagnostic de la colique hépatique varie suivant son intensité ; faible, elle peut être confondue avec des douleurs ayant leur siége dans l'estomac, et cela d'autant plus facilement que le malade, sujet aux coliques, se sera souvent antérieurement plaint de douleurs stomacales. Combien de crises hépatiques n'ont-elles pas été, à tort, baptisées *crampes d'estomac !*

La clinique de Contrexéville vient, pour sa part, donner entièrement raison au professeur Lasègue, quand il dit (1) :

(1) Traité des maladies de l'estomac de Brunton, trad. Riant. Introduction de M. le professeur Lasègue, p. VI. Paris, Delahaye, 1870.

« On peut dire, sans restriction, que la crampe d'esto-
« mac, telle qu'on s'est plu à la décrire, *n'existe pas;*
« que presque toujours, sinon toujours, quand on con-
« state une douleur soudaine, atroce, occupant le creux
« épigastrique, sans relation, ni avec l'ingestion ré-
« cente d'aliments, ni avec l'introduction d'un poison
« corrosif, n'aboutissant pas à une indigestion évidente,
« il y a lieu d'admettre, d'emblée, l'existence d'une co-
« lique hépatique. »

Les douleurs soudaines, temporaires, qui, ayant leur
siége dans l'estomac, pourraient être confondues avec
une légère colique hépatique, ne s'irradient pas dans
l'hypochondre, et surtout dans l'épaule droite, elles sont
ordinairement calmées par une pression modérée.

Lors de la crise hépatique violente, ce n'est guère, à
Contrexéville surtout, qu'avec la *colique néphrétique*
qu'on pourra être tenté de confondre cette douloureuse
affection.

Avant de faire ressortir les différences qui caractéri-
sent les douleurs d'origine rénale de celles qui ont leur
point de départ dans le foie, nous devons dire qu'un
praticien, appelé auprès d'un malade en proie à une colique de cette nature, a plus à se préoccuper d'y appor-
ter un soulagement rapide qu'à faire le diagnostic, et,
comme le même traitement convient aux deux affections, il devra l'appliquer sans retard, et remettre à la
fin de la crise son diagnostic, qui n'en sera alors que
plus facile.

Voici, néanmoins, à quels symptômes on peut diffé-
rencier les deux affections. La douleur de la colique
néphrétique débute soit par le flanc, soit par le rein,
soit plus rarement dans le bas-ventre. Celle de la colique hépatique débute, le plus ordinairement, au creux

épigastrique ou par l'hypochondre droit, et s'irradie dans la base du scapulum.

La première tend à descendre vers le bas-ventre, la seconde à remonter vers l'épaule. Dans la crise néphrétique, il y a rétraction du testicule du côté correspondant vers l'anneau inguinal. Dans la crise hépatique, ce symptôme manque, mais on peut quelquefois percevoir, au niveau de la vésicule biliaire, une tuméfaction plus ou moins accusée.

Quant au bruit que produiraient les calculs à l'oreille ou au toucher, jamais, même avec un stéthoscope, nous n'avons pu vérifier cette assertion de J.-L. Petit. Enfin l'ictère, qui se produit ordinairement à la fin d'une crise hépatique, sera un indice certain de la nature de la colique. De même si une hématurie survenait pendant la crise, ou l'avait précédée, on ne saurait douter de l'existence d'une colique néphrétique.

Les vomissements, communs à ces deux phénomènes, ne présentent aucun caractère particulier.

Nous ajouterons que la présence de sable urique dans les urines ne saurait non plus faire préjuger la nature de la crise ; car si les malades, atteints à la fois de coliques hépatiques et néphrétiques, sont relativement rares, la présence d'acide urique dans les urines de ceux qui ne sont sujets qu'à la première de ces deux affections, est fréquente : nous avons du moins eu occasion de l'observer souvent pendant la cure de Contrexéville, même chez les femmes qui forment la plus grande partie des malades atteints d'affection du foie que nous avons soignés dans cette station.

TRAITEMENT DE LA COLIQUE HÉPATIQUE.

Nous n'avons pas l'intention d'énumérer les traitements proposés pour soulager les douleurs atroces de la colique hépatique, mais bien de dire ceux qui nous ont le mieux et le plus constamment réussi, et le nombre en est des plus restreints. En cas de crise légère, nous appliquons du chloroforme pur sur l'endroit où siége la douleur, et nous obtenons ainsi une rémission passagère, qui suffit quelquefois à calmer le malade. Lorsqu'une ou deux de ces applications, qui présentent l'avantage d'une exécution facile, et qui, dans la plupart des cas, ne aissent aucune trace, n'ont pas amené le soulagement désiré, nous avons immédiatement recours à l'injection hypodermique de morphine.

Dans trente et un cas de colique hépatique où nous avons employé l'injection sous-cutanée de chlorhydrate de morphine, nous avons toujours obtenu le résultat désiré.

Un seul cas vient, en partie, faire exception à la règle, et nous allons le citer, après avoir signalé un dernier moyen qui soulage également très-rapidement les malades, nous voulons parler des inhalations de chloroforme : néanmoins nous pensons devoir faire aux praticiens une recommandation à ce sujet. Si le malade a déja été soulagé par le chloroforme, il fait, dans le but d'être plus rapidement débarrassé, des inspirations profondes, et nous avons failli avoir à déplorer un accident, à la suite d'une seule inspiration de cette nature.

La meilleure manière d'éviter toute appréhension à ce sujet serait sans doute de faire, suivant une méthode nouvellement préconisée, usage du *chloroforme en injections sous-cutanées*. Mais n'ayant pas encore eu occasion d'expérimenter ce mode de médication, nous ne pouvons que renvoyer nos confrères aux travaux de MM. Besnier et Dujardin-Beaumetz.

Il convient enfin de noter, parmi les traitements de la colique hépatique, l'application de *sangsues* et les grands *bains* qui, dans certains cas, sont formellement indiqués. Quant aux diverses *potions calmantes*, les trois quarts du temps, le malade ne pouvant rien ingérer à cause des efforts de vomissement, elles sont le plus souvent inutiles ; les *lavements médicamenteux* sont insuffisants : une seule exception pourrait être faite pour le chloral, qui à dose de 4 grammes dans un lavement a quelquefois calmé une crise peu intense.

Obs. III. — Coliques hépatiques, néphrétiques et goutte. — Injections sous-cutanées de morphine. — Inhalations de chloroforme

M. N..., homme bien constitué, fut pris, en 1862, à l'âge de 32 ans, d'une colique néphrétique, suivie la même année d'une colique hépatique, difficilement calmée par les moyens en usage à cette époque, alors que l'injection hypodermique de morphine n'était encore qu'à l'état d'expérimentation. Envoyé pendant cinq saisons consécutives à Vichy, il continua à avoir chaque année des coliques hépatiques, qui se terminaient le plus souvent par un accès de goutte aiguë, siégeant dans les orteils.

En 1867, alors que les crises se reproduisaient chaque six semaines, et étaient d'ailleurs soulagées par l'injection sous-cutanée de chlorhydrate de morphine, le malade prit le chemin de Contrexéville, où il vint chaque année, jusqu'en 1871. Les crises, d'abord plus rares et moins intenses, n'étaient plus suivies d'accès de goutte; après la troisième saison, elles cessèrent tout à fait. Le malade, se considérant comme guéri, cessa en 1872, de venir faire sa cure annuelle à la source du Pavillon.

Après trois années de calme complet, M. N... fut pris au printemps 1875 d'une crise exceptionnellement violente, qui nécessita un repos de plusieurs mois à la campagne, et, lorsqu'en août de la même année, le malade se rendit à Contrexéville, il présentait encore une teinte ictérique très-marquée, et était loin d'avoir recouvré ses forces. Dans ces conditions, et alors que le foie ne nous sembla pas entièrement débarrassé, nous engageâmes le malade à se borner pour tout traitement à l'ingestion de faibles quantités d'eau minérale, de crainte de provoquer une nouvelle colique hépatique, ce qui, malheureusement, eut lieu et de la façon la plus violente. Bientôt nous assistâmes aux phénomènes suivants : frissons quotidiens suivis de fièvre intense, ictère bronzé, tumeur saillante formée par la vésicule. La quinine et une application de sangsues nous donnèrent des résultats satisfaisants, mais l'injection de morphine ne calma pas seule, cette fois, les souffrances de M. N... En effet, une première injection de 1 centigramme de chlorhydrate de morphine dissous dans la glycérine pure, faite au bras gauche, étant restée sans succès, nous en fîmes une seconde au bras droit, de la même quantité de morphine, dissoute cette fois dans de l'eau distillée ; mais le résultat continua à être négatif, et ce ne fut que par l'inhalation de quelques grammes de chloroforme que le malade put enfin obtenir la sédation désirée.

Nous dirons, à ce sujet, que la solution de morphine dans la glycérine, quelque pure que soit celle-ci, nous semble devoir être abandonnée. Quoique présentant l'avantage de ne pas s'altérer, elle pourrait, croyons-nous, donner lieu à des phénomènes locaux. Chez M. N..., ils se bornèrent à une sorte de phlyctène non douloureuse et rapidement résorbée.

Pour terminer l'histoire du malade, que nous avons revu en 1876 et 1877 à Contrexéville, nous ajouterons qu'il eut encore une crise assez violente en décembre 1876 et janvier 1877, et qu'aujourd'hui son état de santé paraît des plus satisfaisants.

Pendant cette dernière crise, M. N... obtint à nouveau un résultat décisif des injections hypodermiques qui apaisèrent rapidement ses souffrances. Ce malade, que nous devions signaler comme le seul cas d'insuccès de la morphine, observé par nous à Contrexéville, confirme beaucoup plus qu'il n'infirme le succès constant de ce genre de médication dans la colique hépatique.

Un ictère plus ou moins intense a toujours suivi chez M. N... chaque crise hépatique; depuis sa première visite à Contrexéville, en 1867, il n'a pas eu de nouvel accès de goutte.

THÉRAPEUTIQUE DE LA LITHIASE BILIAIRE,
VICHY, CARLSBAD, CONTREXÉVILLE.

Dissoudre ou évacuer les calculs formés dans la vési-cule, et ramener à l'état normal la sécrétion de la bile,

telles sont les indications que la thérapeutique de la
lithiase biliaire a à remplir. La question de la dissolution des calculs, soit biliaires soit urinaires, a compté
de nombreux expérimentateurs, sans qu'aucun ait obtenu de résultat satisfaisant. Encore dernièrement,
succombait à Paris un ancien médecin de la marine,
le Dr Pignoni, aux suites d'une piqûre anatomique con-
tractée en répétant sur le cadavre des expériences, qui
avaient pour but de trouver cette *pierre philosophale*
qui a nom la dissolution des calculs.

La solubilité de la cholestérine dans l'éther a fait la
réputation longtemps inattaquée du remède de Du-
rande, composé de trois parties d'éther et de deux parties de térébenthine. Aujourd'hui ce remède, mal to-
léré par la plupart des estomacs, ainsi que ceux de
Sœmmering, éther uni à un jaune d'œuf, et de Duparc-
que, éther et huile de ricin, sont à peu près abandon-
nés. Quant au chloroforme, préconisé par M. le Dr Bou-
chut, il agit plutôt comme antispasmodique, et convien-
drait seulement au traitement de la colique hépatique.
Le Dr Jaccoud, dans son excellent Traité de Pathologie,
résume ainsi l'état de la science à ce sujet : « Pour moi,
« je n'emploie plus cette méthode, à laquelle je préfère
« la médication alcaline dont j'ai reconnu l'efficacité.
« Cette médication a aussi sa [raison chimique, puisque
« la cholestérine et la cholépyrrhine sont maintenues
« dissoutes dans une bile fortement alcaline. Mais j'en
« fais bon marché, parce que les eaux alcalines agis-
« sent plutôt en augmentant la sécrétion de la bile, et
« en favorisant l'élimination des calculs et des pous-
« sières qui les engendrent. Les thermes de Carlsbad et
« Vichy tiennent le premier rang ; cependant les eaux
« d'Ems doivent être préférées chez les individus dé-

« bilités, et les eaux de Marienbad conviennent mieux
« aux pléthoriques. » (1).

Comme on le voit par cette citation, le savant professeur de la Faculté de Paris, qui connaît si bien les indications de Contrexéville dans la goutte, la gravelle et
les affections de la vessie, ignore les résultats obtenus
dans cette station chez les malades atteints de coliques
hépatiques ; nous espérons qu'après avoir pris connaissance de ce travail, il ne restera plus de doute dans son
esprit, et qu'il n'ira pas chercher, dans les stations
d'outre-Rhin, un résultat qu'il obtiendra plus complet
et plus satisfaisant à tous égards dans les stations des
Vosges françaises.

Frerichs, l'auteur du travail si estimé sur les maladies du foie, et dont l'édition française de 1877 a été
mise au courant de la science par le Dr Duménil, professeur à l'Ecole de médecine de Rouen, émet la même
opinion (2) :

« Ce sont, dit-il, les eaux minérales qui se sont mon-
« trées les agents les plus efficaces contre les calculs
« biliaires. On tire moins de profit du bicarbonate de
« soude prescrit seul ou joint au sulfate de soude ;
« cependant si on y recourt on l'administrera à doses
« très-diluées.

« La grande quantité d'eau absorbée ne sera pas sans
« importance, car en pénétrant dans la veine porte et
« en traversant le foie, elle excitera la sécrétion de la
« bile. »

Le traitement de la lithiase biliaire par les eaux mi-

(1) Jaccoud, Traité de pathologie interne, t. II, p. 471, Paris
Delahaye, 1875,
(2) Ouvrage cité, p. 857.

nérales se trouve donc avoir à remplir les indications suivantes :

1° Ingérer des alcalins à doses diluées ;

2° Rétablir le cours de la bile et les fonctions du gros intestin ;

3° Amender chez les malades affaiblis l'état général en même temps que l'état local.

L'eau de la source du Pavillon remplit parfaitement la première de ces indications, si l'on se reporte à sa composition qui est, suivant l'analyse faite en 1864 par M. Debray, de l'Académie des sciences :

ANALYSE DE LA SOURCE DU PAVILLON

Acide carbonique libre		0g,080
Bicarbonates	de chaux	0 .402
	de magnésie	0 ,035
	de fer	0 ,007
	de lithine	0 ,004
Sulfates.	de chaux	1 ,165
	de soude	0 ,236
	de magnésie	0 ,030
Silice		0 ,015
Chlorures	de potassium	0 ,006
	de sodium	0 ,004
Fluorure de calcium		traces
Arsenic		traces.

$$2g,384$$

Elle est si amie de l'estomac, comme l'a écrit M. Patissier, membre de l'Académie de médecine, que, depuis dix ans que nous exerçons dans cette station, nous n'avons qu'une seule fois été obligé de renoncer à la faire prendre à un malade.

A la dose de deux à trois litres, bus chaque matin à

la fontaine, elle produit un effet laxatif qui se chiffre en moyenne par trois selles liquides, et rétablit, comme le prouvent d'ailleurs les exemples cités dans ce travail, les fonctions du tube digestif et le cours de la bile, sans fatigue pour le malade.

Enfin les effets toniques et reconstituants de l'eau de Contrexéville, sur lesquels il n'est plus besoin d'insister, sont une des causes de l'accroissement incessant de cette station, et sont largement démontrés par les faits qui précèdent et ceux qui vont suivre.

L'indication de Contrexéville, dans la lithiase biliaire, est donc formelle chez les malades plus ou moins anémiés, chez les femmes surtout.

Quelques exemples feront mieux saisir la différence d'action des eaux de Carlsbad, Vichy et Contrexéville, que toute espèce de parallèle.

Obs. IV. — Hépatite chronique. Effets remarquables d'une cure à Contrexéville après divers traitements hydrominéraux à Hombourg, Vichy et Carlsbad.

M. B.... m'est adressé le 30 mai 1877 par le Dr Van Volxem, de Bruxelles, avec les renseignements suivants :

« Ce malade est atteint depuis de longues années « d'une hépatite chronique pour laquelle il a subi de « nombreux traitements. Deux cures à Carlsbad l'ont « beaucoup soulagé ; mais craignant l'affaiblissement « produit par les eaux de Carlsbad, je lui ai cette année « conseillé une saison à Contrexéville. »

« L'affection est caractérisée par une augmentation « du volume du foie, de l'irrégularité dans la sécrétion « biliaire, et de la constipation habituelle, vaincue par « l'usage régulier des eaux de Friedrichshall. Le teint

« est subictérique, l'insomnie est constante sans agi-
« tation. M. B... suit un régime très-régulier, sans
« excès d'aucune nature, et fait beaucoup d'exercice. Je
« crois pouvoir attribuer à ces bonnes conditions hy-
« giéniques l'amélioration qui s'est produite dans son
« affection. »

Le malade, porteur de cette lettre, compléta de vive
voix les renseignements qu'elle contenait, et m'apprit
que le début de sa maladie remontait à 1842. Il fut pris
à cette époque, pendant un voyage en Italie, de fièvre
intermittente grave, suivie d'un état anémique tel qu'il
dut séjourner trois mois à Marseille, avant de pouvoir
regagner la Belgique. Il avait à cette époque des vomissements bilieux persistants, et une constipation opiniâtre. Il fut envoyé trois ans consécutifs à Hombourg
pour rétablir ses fonctions digestives, et n'obtint aucun
résultat de cette station. Après divers traitements, également infructueux, il fut dirigé en 1867 sur Vichy, mais
ne put faire usage des eaux au delà de quelques jours.
L'opiniâtreté de la constipation ne lui permettait pas
de continuer la cure.

Envoyé enfin, en 1872 et 1873 à Carlsbad, il y suivit
un traitement consistant en bains et en boisson (1 litre
d'eau de la Mulhbrunn en quatre doses).Quoique assez
difficilement supportées, ces cures amenèrent un résultat satisfaisant, et voici dans quelles conditions le malade arriva à Contrexéville.

Le foie est volumineux, et déborde les fausses côtes
d'environ 3 centimètres; la constipation est vaincue par
l'usage d'un verre d'eau de Friederichshall, chaque deux
jours ; la digestion est très-lente, le repas suivi de somnolence invincible, mais la nuit, le malade est sujet à
des insomnies constantes. L'urine est rare, la miction

un peu fréquente, le facies subictérique, mais l'état général relativement satisfaisant, car le malade, âgé de 60 ans, fait assez facilement des promenades d'une à deux heures.

Dès le second jour de la cure, le malade ingère 1 litre d'eau de la source du Pavillon, et obtient une selle naturelle ; au dixième, le malade obtenait deux ou trois selles liquides chaque matin, ainsi qu'une diurèse abondante par l'ingestion de 2 litres d'eau minérale ; l'appétit impérieux, développé à la suite de ce traitement, nécessite un repas copieux dont la digestion était facile. La somnolence disparaissait après le repas, et le malade reposait au contraire pendant la nuit.

Cet état dura jusqu'au départ et, malgré des repas exagérés, les digestions furent constamment faciles, et la teinte subictérique disparut presque complètement. Le traitement externe avait consisté en bains au début, puis en douches froides, pendant les quinze derniers jours de la cure, supportées sans aucune fatigue par le malade qui comparait ainsi les effets éprouvés par lui à Carlsbad et à Contrexéville. Je bois plus facilement huit verres d'eau à Contrexéville que quatre demi-verres à Carlsbad. Ceux-ci m'occasionnaient de la fièvre, et une somnolence telle que j'y succombais à chaque instant, et que l'on m'y a maintes fois réveillé en plein air ; rentré chez moi, j'étais en proie à des frissons, qui m'obligeaient à m'envelopper dans des couvertures.

Chez ce malade, le cours de la bile et les fonctions digestives furent donc rétablies plus complètement et bien plus facilement par l'eau de Contrexéville que par celle de Carlsbad, l'effet laxatif fut également obtenu sans fatigue, et l'état général amendé d'une manière très-remarquable. Nous ne parlerons pas de Vichy dans ce cas, car au bout du sixième jour, le malade dut renoncer à l'usage de cette eau minérale qui ne pouvait, malgré une adjonction de sulfate de soude, avoir raison de sa constipation.

Nous ajouterons, pour terminer cette observation, un passage d'une lettre, reçue hier, dans laquelle M. B... dit : « De l'aveu de mes parents et amis, le régime des « eaux de Contrexéville m'a rajeuni de dix ans, et je « continue à en ressentir les bons effets, malgré de « nombreux accrocs au régime que je m'étais proposé « de suivre. »

Obs. V. — Calculs biliaires. Coliques hépatiques nombreuses. Deux saisons à Contrexéville. Guérison.

M. M..., âgé de 39 ans, ancien notaire, est un homme vigoureux et bien constitué. A l'âge de 24 ans, il éprouva des coliques hépatiques que l'on confondit avec des crampes d'estomac. Ces coliques se reproduisirent en 1859 et 1860 avec plus d'intensité, et à partir du mois de mai 1861, elles se renouvelèrent tous les mois ; il survint une hépatite aiguë pour laquelle M. M... fut dirigé sur Vichy au mois de juillet.

Après avoir fait une saison qu'il avait lieu de croire fructueuse, il revint dans son pays, et au mois d'octobre les crises reparurent et ne lui laissèrent pas de trêve jusqu'au mois de juillet suivant, époque à laquelle il prit pour la seconde fois le chemin de Vichy. Les résultats furent sensiblement les mêmes qu'après la première saison, et au mois de novembre les crises vinrent de nouveau torturer le malade, qui dut renoncer à sa position d'officier ministériel et se vit dans un état de santé des plus alarmants.

Au mois de mai 1864, il se décida à venir demander sa guérison aux eaux de Contrexéville et entreprit, sous la direction du Dr Legrand du Saulle, une cure de vingt jours qui consista en boisson et en bains prolongés; il évacua non sans de vives souffrances, sous l'influence de ce traitement une certaine quantité de calculs biliaires.

Il revint au mois de septembre de la même année faire une seconde saison pendant laquelle des calculs furent encore expulsés, mais cette fois avec des douleurs beaucoup moins vives, et quitta la station dans des conditions tout autres qu'il n'y était arrivé, car son état général s'était tellement amendé, qu'il put diriger l'établissement auquel il devait sa guérison et pendant les dix ans que M. M... occupa ces fonctions, sa santé fut des plus satisfaisantes.

La mère du malade avait succombé à une affection du foie pour laquelle elle s'était rendue plusieurs années consécutives à Vichy.

Obs. VI. — Coliques hépatiques survenues pendant une grossesse.

Mme D..., jeune femme de vingt-cinq ans, fut prise, en 1872, pendant une grossesse, de ce qu'elle appelait des coliques d'estomac, pour lesquelles on employa divers traitements, tous infructueux. On reconnut ensuite mieux la nature hépatique des douleurs, et le médecin de la malade recourut avec succès à l'injection hypodermique de morphine. Les crises n'en continuèrent pas moins à augmenter de violence et de fréquence, et, le 17 juillet 1876, la malade arriva à Contrexéville dans les conditions suivantes :

Absence d'appétit, digestions très-pénibles, constipation opiniâtre, foie sensible et relativement peu augmenté de volume, souffle anémique, leucorrhée, quelques douleurs dans la région rénale, surtout pendant les crises qui débutent toujours par le creux épigastrique, un peu de sable urique dans les urines, d'ailleurs, normales, teinte subictérique. Le traitement en boisson, bains, douches froides rénales, hépatiques et vaginales, amena très-rapidement une amélioration notable dès le troisième jour de la cure ; deux selles survinrent chaque matin, les digestions furent plus faciles, l'état général s'améliora, la leucorrhée disparut ainsi que la sensibilité du foie à la pression, et la teinte ictérique. Revenue en 1877, la malade nous avoua n'avoir pas eu de crise dans le courant de l'année, et ajouta que sa santé était telle que si elle n'avait pas dû accompagner son mari à Contrexéville, elle se considérait comme assez complètement guérie pour n'y plus revenir.

Obs. VII. — Coliques hépatiques, suite de grossesse. Anémie profonde. Vichy et Contrexéville.

Mme R..., de Bordeaux, jeune femme de 25 ans, fut prise, en 1872, pendant une grossesse, de coliques hépatiques violentes et fréquentes, pour lesquelles elle se rendit, en 1872 et 1873, à Vichy. Le traitement thermal consista en boisson de la source de l'Hôpital : un état anémique des plus accentués ne permettait pas à la malade de faire usage d'eau de la Grande Grille, et les bains durent être remplacés par des douches froides hydrothérapiques. En 1875, la malade refusa obstinément de retourner à Vichy, se fondant sur ce que le traitement, quoique soulageant les douleurs de foie, lui ôtait le peu de forces qui lui restait.

Une colique hépatique était néanmoins survenue trois mois après la cure de 1874, mais lorsqu'en 1876 Mme R... arriva à Contrexéville, il y avait dix-huit mois qu'elle n'avait eu de crise violente. Néanmoins cette dame accusait une pesanteur et une gêne douloureuses dans l'épigastre et l'hypochondre, avec retentissement dans l'omoplate, une absence complète d'appétit, des digestions pénibles, de la flatulence, une constipation opiniâtre nécessitant l'emploi journalier de sels de soude et de magnésie. L'anémie était caractérisée par un bruit de souffle se prolongeant dans les vaisseaux, et une faiblesse telle que la malade était sujette à des syncopes fréquentes. Quelques douleurs lombaires, des urines qui, malgré une densité de 1032, ne contenaient que des urates en excès, sans glycose ni albumine, des mictions rares et de la leucorrhée, tel était l'état de la malade à son arrivée dans les Vosges.

Cette dame est fort impressionnée de son état, son père et sa mère ayant succombé à des affections organiques du foie. Cet organe est chez elle, d'ailleurs, volumineux et douloureux à la pression, une teinte subictérique accompagne ces lésions.

Soumise à l'usage progressif de l'eau en boisson, à dose maxima de un litre par jour, pendant vingt-cinq jours, joint à l'emploi de douches hydrothérapiques et de douches vaginales, cette dame obtint d'abord la régularisation des fonctions intestinales et une diurèse abondante, l'appétit se développa, les digestions plus faciles, sans flatulence, et enfin l'ingestion du fer contenu dans l'eau minérale, supportée sans fatigue, alors que la malade avait dû renoncer à toutes les préparations martiales. Les douleurs du foie et des reins disparurent vers le milieu de la cure, ainsi que l'ictère, ainsi que la leucorrhée. Bref, l'état général de la malade changea plus encore que l'état local, et, six mois après sa cure, Mme R... n'était plus reconnaissable, l'action tonique et reconstituante de Contrexéville s'était, une fois de plus, exercée avec succès.

Obs. VIII. — Coliques hépatiques et néphrétiques.

Mme E..., femme de 45 ans, est depuis sept ans sujette à des coliques hépatiques, pour lesquelles elle s'est rendue, pendant trois années consécutives, à Vichy, sans obtenir le résultat désiré. Cette dame est en outre, depuis deux ans, sujette à des douleurs rénales, et, du mois d'août 1876 au mois de juillet 1877, elle a eu trois coliques hépatiques et deux coliques néphrétiques bien caractérisées. L'appétit est relativement conservé, mais les digestions sont pénibles, la malade est sujette à de la flatulence stomacale, à des nausées et à une constipation opiniâtre. Depuis quatre mois, des troubles dans la menstruation ont annoncé le commencement de la ménopause, coïncidant, comme nous l'avons maintes fois remarqué à Contrexéville, avec l'apparition de la gravelle chez la femme. Quelques douleurs goutteuses dans les doigts, survenues depuis peu, complètent cet ensemble pathologique. La miction est facile, l'urine normale, sauf un léger excès d'acide urique pulvérulent, ne contient ni glycose ni albumine.

Mme E... ayant vu, à la suite de l'usage de l'eau de Contrexéville à domicile, survenir une amélioration dans son état, et ayant constaté la disparition presque complète des douleurs rénales, auxquelles elle était sujette, vint en juillet 1876 à la source qui l'avait soulagée.

L'opiniâtreté de la constipation nécessita exceptionnellement, chez cette malade, l'usage d'un verre d'eau de Pullna chaque matin, pendant les huit premiers jours de la cure, mais au neuvième, l'ingestion d'un litre et demi d'eau du Pavillon suffit à amener deux selles liquides chaque matin, les digestions devinrent faciles malgré des repas copieux, le peu de douleurs de reins qui subsistait disparut. La malade expulsa du sable urique, et, à part une légère douleur à l'orteil droit, qui n'empêcha pas la malade de marcher pendant les deux jours qu'elle dura, le traitement fut supporté sans incident comme sans fatigue. Dix mois après cette saison, Mme E..., qui, sur notre conseil, avait fait usage d'eau de Contrexéville à domicile, n'ayant éprouvé ni colique hépatique ni colique néphrétique, se refusa à venir faire, en 1877, une seconde saison à Contrexéville, qu'elle considérait, à tort, comme superflue, et depuis, nous n'avons plus eu de nouvelles de la malade, qui habite la province. Nous souhaitons vivement que l'usage de l'eau à domicile suffise pour empêcher le retour des accidents, ce qui n'est possible qu'avec un régime sévère fidèlement observé.

RÉGIME.

Ce régime consiste en trois points essentiels : régularité des fonctions digestives, alimentation et exercice. La régularité des garde-robes sera obtenue par des moyens qui varieront suivant la susceptibilité du malade; les eaux minérales purgatives de Pullna, Birmenstorf, Friedrichshall, Hunyadi-Janos, prises à petites

doses, l'huile de ricin, les lavements, les pilules de po-
dophylle pourront être utilement employées.

Le régime alimentaire comportera l'exclusion des
corps gras, de l'alcool et de la cuisine trop épicée ; l'u-
sage de légumes verts de fruits, de raisin sera au
contraire recommandé.

Enfin l'exercice au grand air est indispensable aux
malades atteints de lithiase biliaire, la marche pour
ceux du sexe féminin, l'équitation, la gymnastique et
l'escrime pour les hommes contribueront à éviter le
retour des coliques hépatiques.

Nous pourrions multiplier les faits observés à Contrexéville, mais nous pensons en avoir produit suffi-
samment pour établir la justesse des propositions suivantes :

1° l'eau de Contrexéville donne des résultats déci-
sifs dans le traitement des calculs biliaires et des coliques hépatiques :

2° l'effet laxatif produit par l'ingestion de l'eau en
rend l'indication précise chez les hépatiques, dont les
fonctions intestinales ne se font pas ;

3° l'eau de Contrexéville, par ses qualités recon-
stituantes, est nettement indiquée chez les malades que
des crises hépatiques nombreuses ont rendus anémi-
ques ; quelque grave que puisse être cette anémie, le
succès de cette médication hydro-minérale a été constant.

Du même auteur :

Des Eaux minérales de Contrexéville et de leur emploi dans la Goutte, la Gravelle, le Catarrhe vésical. Paris, Delahaye. 1869.

Des Gravelles rares. — Gravelle pileuse ; Calculs se divisant spontanément dans la vessie. Paris, Delahaye. 1872.

Traitement de l'Uréthrite chronique par l'eau de Contrexéville, Paris, Delahaye. 1874,

Des Causes de la Gravelle et de la Pierre étudiées à Contrexéville pendant neuf années de pratique médicale, ouvrage couronné par l'Académie de médecine. Paris, Delahaye. 1877.

La Goutte, traitée à Contrexéville, pour paraître prochainement.